www.ingramcontent.com/pod-product-compliance
Lightning Source LLC
Chambersburg PA
CBHW051353280526
45784CB00007B/2934
* 9 7 8 1 0 9 0 3 4 7 0 8 4 *